LES AVANTAGES

DU

STÉTHOSCOPE FLEXIBLE

CONFÉRENCE

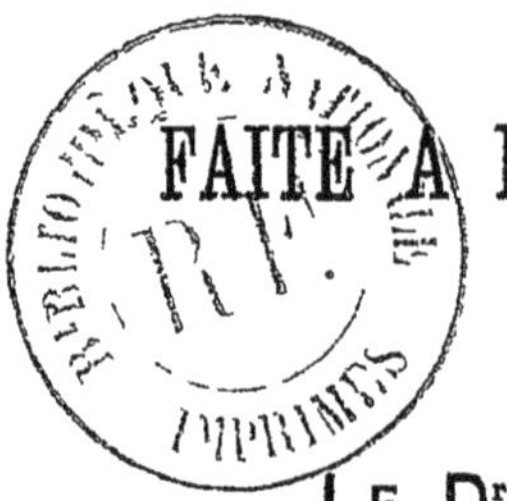

FAITE A L'HOPITAL SAINT-ANTOINE

PAR

LE Dr CONSTANTIN PAUL,
Professeur agregé de la Faculté de médecine de Paris,
Médecin de l'hôpital de Saint-Antoine,

RECUEILLLIE PAR M. LANDOUZY,
interne des hôpitaux.

Extrait de la France Médicale
Numéros des 8 et 11 mars 1876.

PARIS
V. ADRIEN DELAHAYE ET Cie, LIBRAIRES-EDITEURS
PLACE DE L'ECOLE DE MEDECINE
1876

LES AVANTAGES

DU

STÉTHOSCOPE FLEXIBLE

MESSIEURS,

Dans ces conferences, consacrees à l'étude des divers modes d'exploration clinique, nous allons vous parler aujourd'hui du stethoscope et j'espère vous prouver qu'il y a là un sujet d'etude digne d'attirer votre attention au point de vue pratique. Y a-t-il avantage à se servir de l'oreille nue ou du stéthoscope? Si le stethoscope est d'un emploi avantageux, quelle forme doit-il avoir, a quelles indications doit-il repondre? Vous me voyez, Messieurs, me servir à chaque instant d'un stéthoscope qui diffère complètement de ceux que vous possédez ou que vous avez vus dans les mains de vos maîtres; sur ce stéthoscope je veux et dois vous donner des explications; je veux vous dire comment et pourquoi je suis arrivé à l'emploi presque exclusif d'un instrument qui, je crois vous le démontrer, a des avantages réels.

Mais, d'abord, d'où nous vient le stethoscope? Son invention date de nos jours, elle est de 1816, époque qui marque la plus grande découverte médicale des temps modernes. C'est avec plaisir qu'on pense à cette invention, parce qu'en face des progrès immenses dont elle a été la source il est permis de croire qu'un jour ou l'autre il peut surgir quelque découverte qui nous apparaîtra simple dès qu'elle sera faite, qui nous apparaîtra grande par les résultats. Qui sait si nous ne côtoyons pas la découverte d'une méthode nouvelle que demain, peut-être, il nous étonnera de n'avoir pas faite plus tôt ? Cette pensée est d'autant plus permise que Laennec lui-même, au moment où il découvre l'auscultation médiate, déclare à peu près impraticable l'auscultation immédiate.

En effet, après avoir énuméré les avantages de la percussion et les services rendus par la découverte d'Avenbrugger, Laennec nous dit que fréquemment on voudrait avoir un signe plus constant et plus certain que celui fourni par la percussion, et, faisant allusion aux tentatives d'auscultation de ses prédécesseurs, il écrit (1) :

« Quelques médecins ont essayé, dans ces cas, d'appliquer l'oreille sur la région précordiale. Les battements du cœur, appréciés ainsi à la fois par les sens de l'ouïe et du tact, deviennent beaucoup plus sensibles. Cette méthode est cependant loin de donner les résultats qu'elle semblerait promettre. Je ne l'ai trouvé indiquée nulle part ; tous les médecins à qui je l'ai vu pratiquer l'avaient apprise par tradition. L'idée première en a peut-être été puisée dans un passage d'Hippocrate que j'aurai occasion d'examiner ailleurs, elle est si simple, au reste, qu'elle doit être fort ancienne. Cependant, je ne sache pas que personne en ait jamais tiré un certain parti, et cela tient sans doute à ce qu'elle peut souvent induire en erreur pour des raisons diverses qui seront exposées chacune en son lieu. Aussi incommode d'ailleurs pour le médecin que pour le malade, le dégoût seul le rend à peu près impraticable chez la plupart des femmes, et chez quelques-unes même, le volume des mamelles est un obstacle physique à

(1) De l'auscultation médiate, par H. Laennec, p. 6, t. I, 1819

ce qu'on puisse l'employer. Par ces divers motifs, ce moyen ne peut être mis en usage que très-rarement, et on ne peut par conséquent en obtenir aucune donnée utile et applicable à la pratique. »

N'est-ce pas vraiment étrange de voir Laennec arriver à une pareille conclusion et soutenir qu'appliquer l'oreille sur la région précordiale, ne peut conduire à aucune donnée utile et pratique ! Je vous ai cité Laennec textuellement pour vous bien montrer comment les choses se font en médecine, combien il est difficile de faire autre chose que ce que les autres font déjà, d'accepter autre chose que ce qui est admis : j'ai voulu vous montrer comment Laennec lui-même en arrive à répudier la manière la plus simple d'ausculter pour inventer son instrument incommode. Je tiens, Messieurs, à vous lire le passage de Laennec qui a trait à la découverte même de l'auscultation et à l'invention du stéthoscope.

« Je fus consulté, en 1816, par une jeune personne qui présentait des symptômes généraux de maladie du cœur, et chez laquelle l'application de la main et la percussion donnaient peu de résultat en raison de l'embonpoint. L'âge et le sexe de la malade m'interdisant l'espèce d'examen dont je viens de parler (l'auscultation immédiate), je vins à me rappeler un phénomène d'acoustique fort connu : si l'on applique l'oreille à l'extrémité d'une poutre, on entend très-distinctement un coup d'épingle donné à l'autre bout. J'imaginai que l'on pouvait peut-être tirer parti, dans le cas dont il s'agissait, de cette propriété des corps. Je pris un cahier de papier, j'en formai un rouleau fortement serré dont j'appliquai une extrémité sur la région précordiale, et, posant à l'autre bout l'oreille, je fus aussi surpris que satisfait d'entendre les battements du cœur d'une manière beaucoup plus nette et plus distincte que je ne l'avais jamais fait par l'application immédiate de l'oreille. »

Présumant que ce moyen pouvait devenir une méthode utile et applicable à l'étude des bruits du cœur et de la poitrine, Laennec invente un instrument dont la description mérite d'être rapportée tout au long.

« Le premier instrument (1) dont j'ai fait usage était un cylindre ou rouleau de papier de seize lignes de diamètre et d'un pied de longueur, formé de trois cahiers de papier battu, fortement serré, maintenu par du papier collé, et aplani à la lime aux deux extrémités. Quelque serré que soit un semblable rouleau, il reste toujours au centre un conduit de trois à quatre lignes de diamètre, dû à ce que les cahiers qui le composent ne peuvent se rouler complètement sur eux-mêmes. »

Si je vous ai rapporté cette description c'est qu'elle témoigne que l'emploi de la main de papier a montré plus tard que le conduit était indispensable pour l'exploration de la voix. Sans ce conduit, œuvre du hasard, Laennec n'aurait peut-être pas eu la pensée de percer un trou dans son nouveau stéthoscope et il n'aurait pas inventé la pectoriloquie (2).

L'instrument que je vous présente est le stéthoscope tel que le construisit Laennec; vous voyez, Messieurs, qu'il est formé d'un cylindre de bois long de 30 centimètres, percé dans son centre d'un tube de 6 millimètres et brisé au milieu à l'aide d'une vis, afin de le rendre plus portatif.

L'une des moitiés est évasée à son extrémité, à une profondeur de 5 centimètres, en forme d'entonnoir. Ainsi disposé, l'instrument est réservé à l'auscultation du poumon.

Pour l'auscultation du cœur, Laennec supprimait l'entonnoir en introduisant dans sa cavité un embout de bois qui remplit exactement cet entonnoir et qui, comme vous le voyez, se fixe dans le cylindre à l'aide d'un petit tube de cuivre long de 3 centimètres.

Le stéthoscope fabriqué par Laennec a subi, depuis son inventeur, des modifications qui, en somme, sont insignifiantes au point de vue de l'auscultation. Les changements apportés par les divers médecins ont eu pour but de rendre moins gênant, moins volumineux, plus portatif un instrument que l'on devait toujours avoir avec soi.

---

(1) Laennec, p. 9, édit. 1819.

(2) Le stéthoscope a été nommé par quelques uns pectoriloque.

C'est ainsi qu'apres avoir demontre que pour la transmission des ondes sonores la masse de la matière qui composait l'instrument n'etait pas nécessaire, que le conduit aerien etait suffisant. Piorry elague du cylindre de Laennec la plus grande partie du bois en conservant de celui-ci tout juste ce qui est necessaire pour envelopper la colonne d'air. En même temps on s'arrete a une longueur qui varie entre 0,12 et 0,18 centimètres, Hope avait pourtant demontre l'importance de la longueur du stethoscope au point de vue de la nettete de perception

Je n'ai point à vous decrire les modifications de detail, toutes, en somme, peu importantes, que chacun a pu faire subir aux stethoscopes, vous savez qu'on en fait avec toutes les especes de bois, que, parmi ces stethoscopes, les uns ont leur plaque auriculaire plane, un peu convexe ou un peu concave, les autres ont un pavillon large ou étroit: parmi ces pavillons les uns sont en entonnoir, les autres presque demi-sphériques.

En 1862, nous eûmes connaissance d'autres instruments apportes de Hambourg par un jeune homme, nomme Groux, atteint d'un vice de conformation du sternum chez lequel la fissure sternale rendait possible presque à nu l'auscultation et la palpation du cœur. Ce jeune homme venait pour la seconde fois à Paris (1), après avoir fait le tour du monde et s'être montré à tous les medecins en renom de l'Europe et des Ameriques. Groux rapportait, avec un registre sur lequel étaient consignees les observations des medecins qui l'avaient examine, une série d'appareils et de stéthoscopes qui avaient servi à faire ces examens. Entre autres instruments d'exploration, Groux rapportait deux stéthoscopes de Marsh, de Cincinnati. L'un de ces stethoscopes se composait d'un embout demi-spherique muni d'un tube de caoutchouc très-flexible. L'autre etait un stethoscope en gutta-percha dont la plaque auriculaire etait remplacee par un ajutage muni de deux tubes en caoutchouc perpendiculaires au tube principal ; on pouvait eu outre remplacer le pavillon par un autre embout sup-

(1) Rapport sur une observation de fissure congénitale du sternum par Belier in *Archives de medecine* octobre 1855

portant deux tubes en caoutchouc munis à leur extrémite libre d'un petit pavillon en corne. Cet appareil qui permettait d'ausculter avec les deux oreilles deux points differents du cœur et de rechercher s'il y avait en ces points synchronisme, même etendue et même timbre des bruits du cœur, était bon comme instrument d'étude et répondait à toutes les conditions recherchées par Marsh pour la solution du problème de physiologie cardiaque posé par Groux.

De ces deux stéthoscopes, celui qui ne s'adaptait qu'à un seule oreille, était un assez mauvais conducteur de son.

J'eus alors l'idée de perfectionner cet appareil pour avoir un stethoscope pratique, de faire avec l'un des tubes un stethoscope souple qui remplacerait les stéthoscopes durs et devrait à ses qualités de mollesse et de flexibilité des avantages sur lesquels j'aurai à insister.

Voici, Messieurs, le stéthoscope que j'ai cru devoir adopter : celui que je vous montre là n'est pas tel que je l'imaginai tout d'abord, mais tel que j'ai cru devoir le construire après maints tâtonnements, après plusieurs modifications dictées par la pratique.

Mon stéthoscope actuel, dont je fais usage depuis plus de treize ans, et dont j'ai lieu d'être de plus en plus satisfait, se compose d'un tube en caoutchouc vulcanisé long de 45 centimètres. Cette étendue est suffisante pour assurer aux mouvements du malade et du médecin toute liberté et toute facilité d'examen. Plus long, le tube aurait l'inconvénient d'être trop lourd et son poids l'empêcherait d'adhérer au conduit auditif externe. Comme vous le voyez, une des extremites est libre, c'est celle qui doit entrer à frottement, dans le conduit auditif ; l'autre extrémité supporte un pavillon en ivoire evasé comme le sont les pavillons des trompettes Ce pavillon a une hauteur de 4 centim., une base de 2 centimetres : quant au conduit qui forme son sommet, il a une lumière de 6 millimètres, lumière égale à celle du tube de caoutchouc. L'extrémité qui s'introduit dans le conduit auditif a neuf millimetres de diametre extérieur, c'est-à-dire que son diamêtre est exactement celui de mon conduit auditif. Ce tube est le n° 8 de l'échelle de Galante. Cette extremité n'a pas d'embout, j'en ai fait faire de bien des formes, mais jamais l'adaptation n'est aussi bonne qu'avec le tube de caoutchouc.

Vous voyez combien, en somme, est petit le volume d'un semblable appareil : il tient presque dans la main fermee et n'est pas gênant dans la poche comme les stéthoscopes ordinaires, mais, à côté de cet avantage secondaire se trouvent des qualites reelles et importantes pour l'examen clinique. Cet appareil évite au medecin et au malade de prendre jamais une position vicieuse, incommode ou fatigante.

Voulez-vous, je suppose, examiner un malade couché dans son lit, vous placez le pavillon et, gardant la position verticale, observant votre malade, vous auscultez tranquillement, posement, longuement, sans presser sur la poitrine du patient, sans vous congestionner la tête, sans vous fatiguer les reins. Il y a là certainement quelques avantages, entre autres celui (très-important) d'ausculter très-longuement de façon à se bien mettre dans l'oreille le rhythme du cœur. De plus, vous savez, Messieurs, que la meilleure position pour l'auscultation du cœur est la position verticale parce qu'ainsi le cœur se met bien en contact avec la paroi thoracique. Eh bien, avec ce stéthoscope l'auscultation se fait dans cette situation avec la plus grande aisance; si vous voulez faire votre exploration longue et détaillee, si vous voulez parcourir centimètre à centimetre la région précordiale pour vous bien pénetrer des points où naissent et ou meurent les bruits morbides, vous faites asseoir le malade en face de vous; dès lors, l'examen n'etant pénible ni pour le médecin ni pour le malade, aussi commodément assis l'un que l'autre, vous pouvez continuer votre exploration jusqu'a ce que vous soyez en possession de votre diagnostic.

Je me suis demandé, Messieurs, s'il n'y aurait pas quelque avantage à avoir ce stethoscope mou forme d'un cylindre au lieu d'un tube, en d'autres termes, si je ne pourrais pas substituer à mon tube un cylindre de caoutchouc qui aurait même diametre et même longueur que le tube que vous voyez là.

L'experience m'a montré qu'un cylindre de caoutchouc ne

transmettait absolument rien. Dans ce stethoscope c'est la colonne d'air qui vibre et dont les vibrations apportent à l'oreille le son produit dans la poitrine : supprimer la colonne aérienne, c'est supprimer l'appareil de transmission, comme je l'ai vu dans la tentative de substitution du plein au vide que je vous rapportais, comme vous pouvez encore vous en convaincre en effaçant, par la pression, la lumière des tubes avec lesquels vous auscultez.

Ce qui m'a fait adopter pour mes tubes une lumière de 6 millimètres c'est que, experimentalement, je me suis convaincu qu'un conduit etroit donnait peu de son ; j'ai eté ainsi amené à donner au conduit son maximum de capacité ; j'ai donné au tube la largeur du conduit auditif; quant aux parois du tube, je leur ai donné tout juste assez d'épaisseur pour que le tube se maintînt rigide, ce que je perdais ainsi du côté de l'épaisseur de la paroi je le gagnais en capacité du côté de la colonne aerienne.

Quant au pavillon, je lui ai donné la forme des embouchures de trompettes, parce que j'ai constaté qu'ainsi il avait sur les embouts du stéthoscope de Groux l'avantage de ramener les ondes sonores dans l'axe du tube : les embouts de Groux, en forme de des à coudre ou d'involucre de gland de chêne, avaient l'inconvenient de briser les vibrations aeriennes.

Notre instrument vous permettra de remplacer son pavillon étroit par un plus large, si, pour une raison quelconque, vous vouliez le faire ; par un véritable entonnoir en verre, par exemple, qui a permis à M. Potain d'associer, pour l'étude des battements du cœur, les sensations fournies par la vue et l'ouïe. M. Potain, enfermant dans un entonnoir de verre un index de papier que soulevait chaque systole cardiaque, pouvait, par l'association de l'œil et de l'oreille, savoir si le bruit qu'il percevait correspondait, oui ou non, à l'élévation ou à la chute de son index, à la systole ou a la diastole cardiaque.

Si je me proposais d'être complet sur les divers modèles de stéthoscopes qui ont été proposés, j'aurais à vous parler d'un appareil ingénieux inventé par un physicien distingué, M. König qui, au bout d'un tube en caoutchouc, ajuste un pavillon en cuivre fermé a la base par une double membrane en caoutchouc entre les feuillets de laquelle il insuffle de l'air. Konig obtient ainsi une sorte de tambour plein d'air comprimé qui vibre à l'unisson des vibrations du corps avec lequel on le met en contact. Mais, cet appareil, outre qu'il est plus un instrument de recherches qu'un instrument de clinique, a l'inconvenient de ne point garder l'air longtemps, de se dégonfler et de devenir alors un septum qui arrête les vibrations. J'ai voulu savoir, Messieurs, s'il y avait quelque chose a obtenir dans ce sens, et j'ai introduit dans le pavillon de mon stethoscope de petits ballons de caoutchouc renfermant de l'air comprimé : ces ballons, quels que fussent leur volume, leur distension, leurs rapports et leur contact avec mon pavillon, m'ont toujours paru éteindre les vibrations, si bien que j'ai renonce à leur emploi.

En somme, j'ai dû m'arrêter à la forme de l'instrument que je vous presente, instrument dont je vous énumerais tout a l'heure les qualites. Aux avantages qu'il présente pour le praticien, ajoutez ceux qu'il présente pour la démonstration clinique des affections cardiaques. Vous voyez, chaque jour, comment, après avoir determine le maximum d'un bruit morbide, je puis, sans fatigue pour le malade, sans gêne pour l'observateur, vous faire entendre, à tous, le bruit dont nous cherchons à determiner la signification et l'importance. Avec cet instrument nous n'avons aucune chance de discuter sans nous entendre, car les bruits que vous percevez sont bien ceux que j'ai entendus moi-même. Ce procede permet d'ecarter toutes chances d'erreur : le pavillon du stethoscope etant maintenu dans une position fixe, il suffit a chacun de vous de porter a son oreille le tube de caoutchouc pour entendre exactement, infailliblement, la même chose. Dans ce mode de proceder, ce n'est pas l'éleve qui porte son oreille sur le malade, comme cela se fait habituellement, c'est le stethoscope qui va au-devant de l'oreille, seul moyen certain, pour tous les observateurs, d'entendre une même chose dans des conditions exactement identiques Enfin, Messieurs, dans les cas où l'auscultation d'un bruit est complexe, dans le cas par exemple d'un dedoublement, s'il y a quelque interêt à ce que j ausculte en même temps que vous pour vous aider a demêler des bruits que les débutants ont peine à decomposer, vous avez vu comment, à l'aide d'un ajutage à deux tubulures que je place sur mon tube, nous pouvons, l'un de vous et moi, percevoir, en même temps et aussi longtemps que nous le voulons, tous bruits morbides qui méritent un long et minutieux examen. Cette auscultation simultanée offre des avantages considérables pour l'enseignement clinique et ces avantages sont tels qu'ils ont eté cherchés par des procédés differents et des chances diverses par plusieurs medecins ayant mission d'enseigner. C'est à ce titre que je dois vous rappeler qu'il y a plus de trente ans (1), Landouzy (H.) construisait un long stethoscope à articulations mobiles qui devaient permettre à dix eleves *de se mettre dans l'oreille* les bruits perçus par le maître.

Les avantages de mon stethoscope que je vous énumerais tout a l'heure quand je vous parlais de l'auscultation du cœur, ces avantages se retrouvent dans l'auscultation des crurales et dans l'auscultation des vaisseaux du cou, circonstances dans lesquelles l'abdomen d'une part, la tête de l'autre, obligent le medecin à prendre souvent des positions gênantes et fatigantes. De plus, il est plus facile qu'avec tout autre instrument, de determiner sur les vaisseaux la pression voulue.

Messieurs, j'ajouterai qu'il est un cas où ce stéthoscope mobile n'a pas de concurrent, c'est alors qu'il s'agit d'ausculter les tout jeunes enfants, chez lesquels, comme vous le savez, l'auscultation *localisée* est parfois aussi difficile qu'elle est importante. Pour pratiquer cette auscultation localisee, il vous suffira de mettre l'enfant au sein pour pouvoir, sans le déranger, sans l'effrayer, sans lui donner une position gênante pour lui ou pour vous, pour pouvoir, dis-je, ausculter point à point les poumons.

Voici un autre instrument, muni de deux tubes auriculaires, vous voyez que c'est un stethoscope qui, se composant d'un pavillon surmonte d'un tube bifide pourra vous servir, non plus à ausculter à deux personnes comme nous pouvions le faire tout à l'heure, mais à pratiquer l'auscultation biauriculaire qui vous

---

(1) Memoire sur les procedes de l'auscultation et sur un nouveau stethoscope applicable aux etudes cliniques, par Landouzy, Reims, 1841.

donnera des sons d'une intensité très-grande, telle que l'oreille a peine à les supporter. Cette intensité des sons assez imprevue nous prouve que les sensations ainsi obtenues ne sont pas simplement mathématiquement additionnées; l'association des deux oreilles donne plus et mieux que cela, il se produit alors pour l'oreille quelque chose d'analogue à ce que donne le stereoscope dont les avantages sont dus, comme vous savez, à ce que nous pouvons avoir deux perspectives d'un même groupe d'objets. Vous vous demandez pourquoi, étant donnes les avantages de ce stéthoscope bi-auriculaire, je n'en adopte pas l'emploi ; ce n'est certes pas, Messieurs, parce que, de prime-abord, il y a quelque chose de singulier, d'inaccoutume à s'enfermer la tête dans un circuit de caoutchouc. Mon abstention a, Messieurs, un motif plus sérieux, car, sachez-le, ce qui vous semble aujourd'hui anormal, singulier, deviendrait ordinaire et cesserait d'être remarqué dès que son utilité, rompant avec la routine, l'aurait fait passer dans nos usages.

Si je crois le stéthoscope biauriculaire destiné seulement à être un instrument de recherches, c'est que, ce qu'il gagne en intensite, il ne le gagne pas en netteté, et que ce dernier point a une importance enorme pour l'appreciation des qualites des bruits morbides.

Ce n'est pas tout, Messieurs, avec cet appareil, vous pouvez, au moyen d'un ajutage à deux tubulures que je vous montrais tout a l'heure, vous pouvez, avec deux pavillons, ausculter deux points du cœur en même temps, ce qui, tres souvent, n'est pas sans intérêt. Vous pratiquez ainsi ce que j'appelle l'auscultation differentielle qui a pour but, étant donnés un bruit de la base et un bruit de la pointe, de savoir si ces bruits sont les mêmes, s'ils sont propagés ou produits dans le point où on les entend: de cette façon, vous pouvez apprécier les différences, même legères, de timbre, de temps et de durée des differents bruits morbides.

Je ne voudrais pas terminer cette leçon sans vous dire qu'avec et après bien des medecins convaincus des infinies applications de l'auscultation, je me suis demande si je ne pourrais pas, par un procéde quelconque, rerforcer les bruits normaux et morbides afin de rendre leur perception plus facile et leur signification plus nette. J'avais pensé à porter les vibrations dans un resonnateur qui les renforcerait, mais je me suis bientôt convaincu que pour l'infinité de bruits que nous avons à percevoir, il me faudrait une infinite de résonnateurs, un résonnateur pour chaque bruit. Mes essais ont été répétés, et celà dans tous les sens, mes tâtonnements ont été grands, et, en dépit de tout, je ne suis arrivé à rien; mais, ce que j'ai tenté, je suis persuadé qu'un jour ou l'autre de plus habiles ou de plus heureux que moi pourront le réussir.

Non, Messieurs, je ne désespere pas de voir les physiciens nous donner des projections des bruits morbides qui, les amplifiant, permettent d'en apprecier plus completement les caractères, et aboutiront, en somme, a nous perfectionner dans l'etude et la pratique de l'auscultation, ce grand mode d'exploration clinique qui a si singulierement facilite le diagnostic des affections thoraciques

Enfin, le stéthoscope flexible permet d'ausculter sans gêne tous les animaux, j'en ai fait l'expérience et j'ai eu le bonheur de faire partager cette conviction à mon ami M. Trasbot, le savant professeur de l'Ecole vetérinaire d'Alfort. Nous avons pu, avec la plus grande facilité, ausculter les chevaux, les vaches, les veaux, les moutons, les chèvres, les chiens, les lapins, etc., et limiter parfaitement chez ces animaux les bruits du cœur.

En résumé, ce stethoscope permet d'ausculter avec une grande précision les differents bruits normaux et pathologiques, d'en saisir tous les caractères de force, de timbre de rhythme et surtout de limiter exactement le point de leur maximum, ainsi que de figurer toute la surface dans laquelle on les perçoit. Vous pourrez vous convaincre par vous-même de l'extrême precision qu'il permet d'apporter à l'auscultation et par suite au diagnostic.

La planche ci-contre représente ces différents stéthoscopes qui ont été construits, sur mes indications, par M. Aubry.

Paris — Typ. A Parent, rue Monsieur le-Prince 31

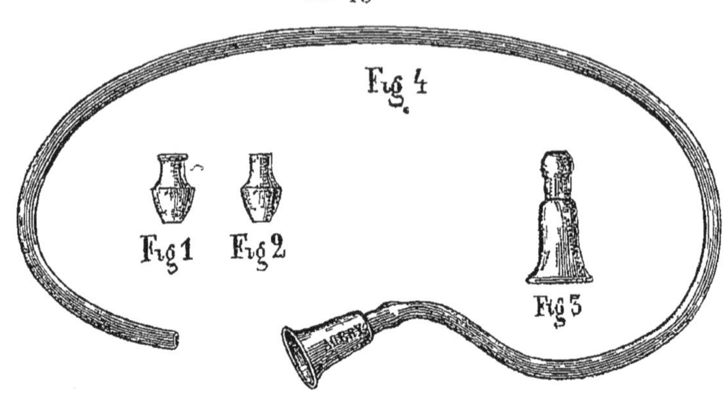

Fig. 1 et 2. Embout auriculaire. — Fig. 3. Pavillon — Fig. 4. Stethoscope usuel.

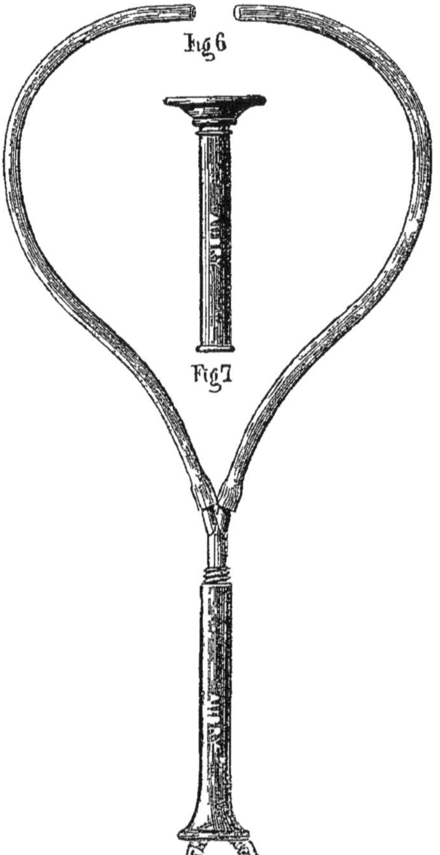

Fig 6 Stethoscope biauriculaire. — Fig 7. Stethoscope en bois se demontant pour servir à l'auscultation biauriculaire.

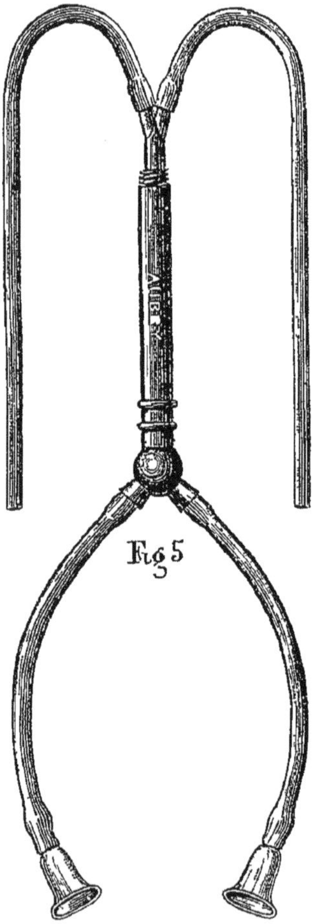

Fig 5. Stéthoscope differentiel.

www.ingramcontent.com/pod-product-compliance
Ingram Content Group UK Ltd.
Pitfield, Milton Keynes, MK11 3LW, UK
UKHW012135240726
13965UKWH00005B/2187

9 782012 896390